Dessalegn Ajema
Jemal Haidar
Gebrekiros Gebremichael

Dupla carga de malnutrição no sul da Etiópia

Dessalegn Ajema
Jemal Haidar
Gebrekiros Gebremichael

Dupla carga de malnutrição no sul da Etiópia

ScienciaScripts

Imprint

Any brand names and product names mentioned in this book are subject to trademark, brand or patent protection and are trademarks or registered trademarks of their respective holders. The use of brand names, product names, common names, trade names, product descriptions etc. even without a particular marking in this work is in no way to be construed to mean that such names may be regarded as unrestricted in respect of trademark and brand protection legislation and could thus be used by anyone.

Cover image: www.ingimage.com

This book is a translation from the original published under ISBN 978-3-330-35006-9.

Publisher:
Sciencia Scripts
is a trademark of
Dodo Books Indian Ocean Ltd. and OmniScriptum S.R.L publishing group

120 High Road, East Finchley, London, N2 9ED, United Kingdom
Str. Armeneasca 28/1, office 1, Chisinau MD-2012, Republic of Moldova, Europe
Printed at: see last page
ISBN: 978-620-7-62190-3

AVALIAÇÃO DA MAGNITUDE DO DUPLO FARDO DA DESNUTRIÇÃO E DOS SEUS FACTORES ASSOCIADOS ENTRE ADOLESCENTES SELECCIONADOS NA ESCOLA NA CIDADE DE ARBA MINCH, NO SUL DA ETIÓPIA: ESTUDO TRANSVERSAL DE BASE ESCOLAR.

POR: DESSALEGN AJEMA (MPH)
JEMAL HAIDAR (Professor de Saúde Pública)
Gebrekiros Gebremichael (MPH)
Desta Haftu (MPH)

junho, 2017

AGRADECIMENTOS

Em primeiro lugar, estou muito grato ao meu orientador, Professor Jemal Haidar, pela sua orientação sem reservas e pelas suas sugestões e comentários construtivos, em cada etapa do processo desta tese.

Em seguida, a Escola de Saúde Pública da Universidade de Adis Abeba é muito apreciada pela limpeza e financiamento do meu trabalho de tese.

Gostaria também de agradecer aos meus inquiridos, aos colectores de dados e aos supervisores pela sua informação, cooperação e trabalho árduo.

Por último, os meus agradecimentos especiais vão para o gabinete de educação da cidade de Arba Minch e para as escolas secundárias seleccionadas pelo seu apoio durante o processo de recolha de dados.

ÍNDICE

RESUMO

Antecedentes: A dupla carga de malnutrição é um problema nutricional emergente recente que consiste na coexistência de subnutrição e sobrenutrição. Embora tenham sido efectuados vários estudos sobre a subnutrição das crianças com menos de 5 anos na Etiópia, existe uma lacuna na investigação sobre a dupla carga de subnutrição entre os adolescentes.

Objetivo: Avaliar a magnitude do duplo fardo da desnutrição e os factores a ela associados entre os adolescentes em idade escolar na cidade de Arba Minch, no sul da Etiópia.

Métodos: Foi realizado um estudo transversal de base escolar entre 634 estudantes do ensino secundário com idades compreendidas entre os 10 e os 19 anos na cidade de Arba Minch de março de 2015 a abril de 2015.

Foi utilizado um método de amostragem estratificado em várias fases. Para selecionar os participantes no estudo, as escolas foram primeiro estratificadas por propriedade como governamentais e privadas. Foram seleccionadas aleatoriamente duas escolas de cada categoria e o número de amostras necessário para cada escola foi atribuído proporcionalmente ao número de alunos em cada escola e nível de ensino. Por fim, foram incluídos 406 alunos de escolas públicas e 228 de escolas privadas. Foi utilizado um questionário auto-administrado para recolher dados sociodemográficos, de insegurança alimentar e de atividade física. As medições antropométricas [peso, altura, circunferência da cintura e circunferência da anca] foram efectuadas utilizando equipamentos calibrados e técnicas padronizadas. Por fim, foi efectuada uma análise bivariada e multivariada através do modelo de regressão multinomial utilizando o SPSS, versão 21 e o software WHO Anthro- Plus, versão 1.0.4 para classificar o estado nutricional dos adolescentes.

Resultados: A magnitude do baixo peso, normal e sobrepeso e/ou obesidade foi de 19,7% (IC95%: 16,5%, 23,2%), 69,2% (IC95%: 66,2%, 72,2%) e 11,2% (IC95%: 8,7%, 13,7%), respetivamente. Os inquiridos cuja família tinha uma dimensão igual ou inferior a cinco pessoas tinham 80% menos probabilidades de ter peso a menos [AOR=0,2; IC 95%= 0,12 a 0,4] do que os inquiridos cuja família tinha uma dimensão superior a cinco pessoas, ao passo que a probabilidade de ter excesso de peso e/ou obesidade era 79% mais baixa nos participantes que passavam 9 horas ou menos sentados do que nos que passavam mais de 9 horas sentados por dia [AOR=0,21; IC 95%=0,1 a 0,4)].

Conclusões e recomendações: Este estudo revelou a coexistência de uma dupla carga de malnutrição entre os adolescentes em idade escolar. A educação dos pais, a dimensão da família e o índice de riqueza foram alguns dos factores significativamente associados. Recomenda-se a colaboração intersectorial entre os sectores da saúde e da educação para intervir no problema da nutrição e na educação relacionada com a nutrição.

INTRODUÇÃO
1.1. Antecedentes

A dupla carga de subnutrição (DBM) é um problema nutricional emergente recente da coexistência de subnutrição e de excesso de peso e/ou obesidade. A maioria dos países está sujeita tanto a excessos como a carências de nutrientes e necessita de programas que abordem ambas as questões. A DBM também reconhece que a subnutrição no início da vida contribui para uma maior tendência para a sobrenutrição na idade adulta. A DBM afecta todos os países, ricos e pobres. A nível individual, a forma mais comum de DBM parece ser a sobrenutrição energética e a deficiência de ferro. A nível da população, as mulheres são as mais afectadas pela magreza, sendo que na maioria dos países há mais mulheres com excesso de peso do que com peso a menos (1).

A adolescência é uma época de mudanças dramáticas. O processo de desenvolvimento físico de uma criança para um adulto é designado por puberdade, mas a idade cronológica é apenas um indicador aproximado da fase da puberdade. Antes da puberdade, as crianças dos países desenvolvidos crescem cerca de 50-70 mm por ano e ganham cerca de 2,5 kg por ano. A adolescência é o único período da vida, para além da janela crítica dos primeiros 1000 dias (desde a conceção até aos dois anos de idade), em que a velocidade de crescimento aumenta efetivamente. Cerca de 45% da massa esquelética máxima e 15% da altura adulta são ganhos durante a adolescência (2, 3).

As crianças do mundo em desenvolvimento também passam pelas mesmas mudanças, embora muitas entrem na adolescência magras e atrofiadas devido à desnutrição e às infecções durante a infância, o que pode atrasar ou prolongar o período de mudanças pubertárias, permitindo assim mais tempo para recuperar o crescimento (4). A atenção à adolescência é fundamental para o sucesso de muitas agendas de saúde pública, incluindo os Objectivos de Desenvolvimento do Milénio, que visam reduzir a mortalidade infantil e materna e as doenças não transmissíveis (5). Este estudo avaliou a magnitude da DBM e os seus factores associados entre os adolescentes em idade escolar na cidade de Arba Minch, no sul da Etiópia.

1.2. Declaração do problema

A magnitude do excesso de peso e da obesidade nas crianças está a aumentar em todo o mundo e, atualmente, 1 em cada 10 crianças tem excesso de peso ou é obesa (6). Os resultados de um estudo longitudinal efectuado nos Estados Unidos sugerem que os adolescentes obesos são susceptíveis de permanecer obesos na idade adulta e, entre os indivíduos que eram obesos na adolescência, a incidência de obesidade grave era de 37,1% nos homens e 51,3% nas mulheres (7).

Nos países de baixo e médio rendimento, a sobrenutrição coexiste com a subnutrição, estando a maioria das crianças com excesso de peso e obesas concentradas nas zonas urbanas, e apresenta graves impactos sociais e psicológicos (8).

Em 2010, estimava-se que o excesso de peso e a obesidade causavam 3·4 milhões de mortes, 3·9% dos anos de vida perdidos e 3·8% dos anos de vida ajustados por incapacidade (DALYs) em todo o mundo (9).

A África está a passar de uma situação de baixo peso para uma situação de excesso de peso, juntamente com uma rápida transição socioeconómica e nutricional, particularmente na sua população urbana. Esta transformação vem acompanhada de um maior acesso a alimentos densos em energia e a trabalhos menos extenuantes, o que faz com que muitas pessoas tenham um balanço energético positivo e, por conseguinte, se tornem obesas ou com excesso de peso (10, 11).

O duplo fardo da subnutrição representa um desafio para os responsáveis pelos programas e pelas políticas nos países em transição. É difícil dar prioridade a um extremo da subnutrição em detrimento do outro com um orçamento limitado, mas a subnutrição, especialmente nas crianças com menos de 5 anos de idade, continua a ser o principal foco da investigação e das despesas com os cuidados de saúde. O excesso de peso e a obesidade, em especial nos adolescentes, recebem muito pouca atenção e são difíceis de quantificar com exatidão neste grupo etário devido às rápidas mudanças no crescimento e no desenvolvimento e à falta de consenso sobre a definição a utilizar. Consequentemente, existe uma compreensão limitada do problema da dupla carga e da melhor forma de o gerir. A análise dos dois extremos da subnutrição nos adolescentes pode fornecer uma visão da natureza da dupla carga e da forma de orientar as estratégias de prevenção, tanto para o problema imediato do baixo peso dos adolescentes, como para o problema do excesso de peso dos adolescentes, que está a aumentar rapidamente. Embora tenham sido efectuados vários estudos sobre a subnutrição das crianças com menos de 5 anos na Etiópia, existe uma lacuna na investigação sobre a coexistência da dupla carga de subnutrição entre os adolescentes.

1.3. Importância do estudo

O excesso de peso e/ou a obesidade durante a adolescência aumentam o risco de desenvolvimento de doenças não transmissíveis e predispõem o indivíduo para o desenvolvimento de excesso de peso, obesidade, doenças cardiovasculares, perturbações metabólicas e outras na idade adulta. Por conseguinte, são necessários dados sobre a prevalência e os factores determinantes da obesidade nos países em desenvolvimento para a prevenção primária. Os estudos sobre a prevalência do excesso de peso/obesidade em diferentes partes do país e a identificação de grupos de alto risco nas comunidades são importantes para conceber estratégias de intervenção adequadas. Por conseguinte, este estudo permitirá obter informações de base e dados de referência sobre a magnitude e os factores associados ao baixo peso, ao excesso de peso e à obesidade entre os adolescentes que frequentam a escola. Em segundo lugar, fornecerá elementos de prova para que a investigação futura e os organismos em causa planeiem estratégias de prevenção da subnutrição e do excesso de nutrição em simultâneo.

REVISÃO DA LITERATURA

Existem diferentes factores que afectam o estado nutricional dos adolescentes, desde factores individuais, domésticos e básicos. O estatuto socioeconómico, a idade, o sexo e o nível de escolaridade das mães são alguns dos determinantes importantes do estado nutricional dos adolescentes (12).

1.4. Magnitude do duplo fardo da malnutrição

De acordo com Tendências de obesidade e baixo peso em crianças mais velhas e adolescentes nos Estados Unidos, Brasil, China e Rússia: a prevalência de excesso de peso aumentou durante os períodos de estudo no Brasil (de 4,1%-13,9%), China (de 6,4%-7,7%) e Estados Unidos (de 15,4%- 25,6%); o baixo peso diminuiu no Brasil (de 14,8%- 8,6%), China (de 14,5%- 13,1%) e Estados Unidos (de 5,1%- 3,3%). Na Rússia, o excesso de peso diminuiu (de 15,6% para 9,0%) e o baixo peso aumentou (de 6,9% para 8,1%). As taxas anuais de aumento da prevalência de excesso de peso foram de 0,5%, 0,2%, 1,1% e 0,6% no Brasil, China, Rússia e Estados Unidos, respetivamente (13).

Um estudo realizado em todas as crianças iranianas que entram nas escolas primárias públicas e privadas indicou que, em média, 6,5% das crianças tinham baixa estatura, 19,1% tinham peso a menos, 12,8% tinham excesso de peso e 3,4% eram obesas. Não houve diferenças significativas em termos de género, mas foram documentadas diferenças consideravelmente maiores entre as várias províncias (14).

Em África, apesar da elevada prevalência de subnutrição, a prevalência de excesso de peso está a aumentar a um ritmo alarmante. Estima-se que 25% a 60% das mulheres urbanas têm excesso de peso (15). O estudo de prevalência de excesso de peso, obesidade e magreza entre crianças e adolescentes urbanos em idade escolar no sul da Nigéria foi de 11,4%, 2,8% e 13,0%, respetivamente. As mulheres (3,7%) eram mais obesas do que os homens (1,8%). A prevalência de excesso de peso era mais elevada entre os adolescentes dos 10 aos 18 anos (13%) do que entre as crianças dos 5 aos 9 anos (9,4%) e era mais elevada (23,1%) aos 15 anos. A magreza foi significativamente mais prevalente entre as crianças (19,0%) do que entre os adolescentes (8,3%) e foi mais elevada (28,6%) aos 7 anos de idade. Foram observados aumentos e diminuições relacionados com a idade e o sexo na prevalência de excesso de peso, obesidade e magreza. As taxas de excesso de peso, obesidade e magreza foram afectadas pela localização e pelos níveis de rendimento (16).

Na Etiópia, um estudo realizado em Adis Abeba em 2007 indicou que as prevalências de excesso de peso e obesidade em estudantes do ensino básico eram de 7,6% e 0,9%, respetivamente (17) . Noutro estudo realizado na mesma cidade entre adolescentes do ensino secundário em Adis Abeba, a prevalência de excesso de peso e/ou obesidade foi de 9,4% e 7,2%, respetivamente (18, 19). Os adolescentes do ensino secundário nas comunidades urbanas de Hawassa, no sul da Etiópia, mostraram que a prevalência de excesso de peso era de 12,9% e a prevalência de obesidade era de 2,7% (20). Na parte norte da Etiópia, a prevalência geral de magreza, excesso de peso e obesidade era de 37,8%, 2% e 0,4%, respetivamente (21).

O estudo realizado sobre as alterações na prevalência de peso insuficiente e de excesso de peso/obesidade em mulheres não grávidas em idade reprodutiva (idades 15-49), e os seus principais correlatos sociodemográficos em Adis Abeba, utilizando dados dos Inquéritos Demográficos e de Saúde da Etiópia de 2000, 2005 e 2011, revelou que a prevalência de excesso de peso/obesidade aumentou significativamente de 16,1% para 20,6%; enquanto o peso insuficiente diminuiu de 17,9% para 14,1% entre 2000 e 2011. Globalmente, um terço (34,7%) das mulheres desta capital política africana estavam subnutridas. As mulheres com idades compreendidas entre os 30 e os 49 anos têm mais probabilidades de ter excesso de peso/obesidade do que as mulheres com idades compreendidas entre os 15 e os 19 anos, e as mulheres com o ensino secundário têm duas vezes mais probabilidades do que as suas congéneres sem instrução. Ao ritmo atual de diminuição da falta de peso e de aumento do excesso de peso/obesidade, ao fim de dez anos, cerca de 40% das mulheres estarão sujeitas a esta armadilha da subnutrição, com consequências graves para a saúde que exigem políticas novas e abrangentes (22).

Um estudo realizado em Gondar revelou que a prevalência geral de excesso de peso e obesidade era de 5,4% e 0,5%, respetivamente. A prevalência de excesso de peso entre os adolescentes das escolas privadas era de 10,1% e era superior à das escolas públicas (4%). O excesso de peso foi maior entre as raparigas das escolas privadas. O consumo de alimentos doces foi significativamente associado ao excesso de peso. No entanto, a atividade desportiva moderada ou vigorosa durante pelo menos 10 minutos contínuos foi apenas marginalmente significativa (23).

1.5. Impacto do excesso de peso e da obesidade na saúde

De acordo com a OMS/FAO (2003), 60% das crianças com excesso de peso têm pelo menos um fator de risco adicional para DCV, como hipertensão, doença cardiovascular ou hiperinsulinemia. As crianças obesas correm um risco acrescido de desenvolver diabetes de tipo 2, anteriormente considerada uma doença dos adultos. O atraso no crescimento das crianças está associado a um risco acrescido de obesidade devido a um metabolismo deficiente das gorduras e a outras alterações metabólicas. Os problemas de saúde associados à obesidade nos adultos são bem conhecidos e incluem: diabetes, hipertensão, acidente vascular cerebral, doenças cardiovasculares e algumas formas de cancro. Quanto maior for o peso, maior é o risco de desenvolver qualquer uma destas doenças (24).

1.6. Factores associados à subnutrição/sobrenutrição

As variáveis associadas à transição nutricional e à epidemia de obesidade podem ser agrupadas em quatro temas transversais: o ambiente sanitário/biológico, o ambiente económico/alimentar, o ambiente físico/construído e o ambiente sociocultural (25).

Entre os adolescentes de Ancara, na Turquia, a utilização de computadores e a visualização de televisão, bem como a atividade física e o nível de rendimento da família, são factores de risco significativos para a obesidade nos adolescentes turcos (26).

Um estudo transversal sobre o duplo fardo da desnutrição em crianças palestinianas em idade escolar revelou que o sexo masculino, o facto de a mãe estar desempregada e o facto de as famílias não terem comida suficiente para comer eram factores associados ao baixo peso. Por outro lado, os factores associados à obesidade eram a idade, com as crianças no nono ano, e o tempo passado a ver televisão, sem associação com a ordem de nascimento, o peso à nascença, o tamanho do agregado familiar, a educação materna e o estado nutricional da criança (27).

De acordo com o inquérito nacional realizado sobre a dupla carga do peso corporal entre as crianças e adolescentes iranianos em 2003 e 2010, a questão da dupla carga aumentou entre as crianças e adolescentes iranianos, especialmente nas zonas rurais. Esta alteração pode estar relacionada com a transição epidemiológica, nomeadamente em termos de transição nutricional e atribuída a alterações do estilo de vida (28).

Uma análise sistémica dos factores determinantes do atraso de crescimento e do excesso de peso nas crianças e adolescentes da África Subsariana revelou que os factores socioeconómicos, demográficos e ambientais eram os factores determinantes significativos do atraso de crescimento e do excesso de peso. O atraso de crescimento na infância é um fator de risco que pode resultar em excesso de peso e obesidade mais tarde na adolescência e na idade adulta (29).

Outro estudo efectuado entre adolescentes em Addis Abeba, ter uma família pequena, estudar numa escola privada e viver num agregado familiar chefiado por um homem foram positiva e significativamente associados ao excesso de peso e/ou obesidade (18). A questão de saber se a malnutrição na infância predispõe à obesidade posterior pode ser difícil de reconhecer devido à falta de coortes prospectivas nos países em desenvolvimento. Estas ligações têm sido reivindicadas por estudos que mostram que a baixa estatura adulta é um fator de risco para a obesidade, mesmo depois de se ajustarem às diferenças contemporâneas no estatuto socioeconómico (30). Em alguns estudos, a atividade física foi inversamente correlacionada com o excesso de peso ou a obesidade para aqueles que praticavam mais de 30 minutos de atividade física em comparação com aqueles que praticavam menos de 30 minutos de atividade. O mesmo estudo sublinhou o desafio enfrentado pelas crianças paquistanesas em idade escolar, que registaram um rápido aumento do número de casos de excesso de peso e obesidade, apesar de uma carga persistentemente elevada de subnutrição (31).

A insegurança alimentar das famílias contribui para uma saúde nutricional deficiente, com consequências negativas para o crescimento e o desenvolvimento durante a infância. Um estudo efectuado entre adolescentes do distrito de Kilosa, na Tanzânia, indicou que a segurança alimentar do agregado familiar está inversamente associada à subnutrição (32).

1.7. Enquadramento concetual

A etiologia de ambos os extremos da subnutrição é complexa e multifatorial. Estão envolvidos factores sociodemográficos, dietéticos e comportamentais, que podem servir como indicadores úteis de grupos específicos em risco de ficarem subnutridos. Embora cada um destes temas influencie o duplo fardo da malnutrição, não são necessariamente dependentes uns dos outros (Figura 1).

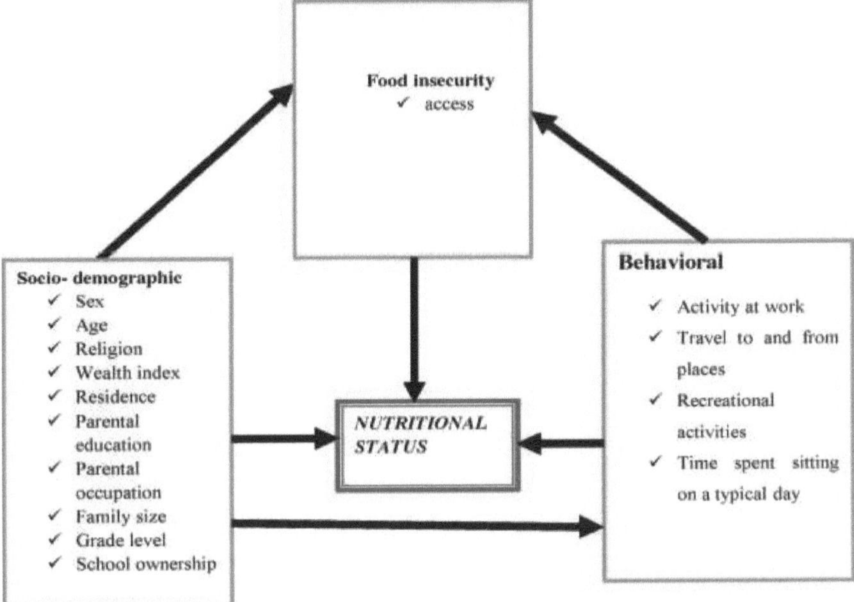

Figura 1: Quadro concetual desenvolvido para os factores associados ao estado nutricional a partir de literaturas, 2015.

OBJECTIVO GERAL

O objetivo geral deste estudo foi avaliar a magnitude do duplo fardo da malnutrição e os factores a ela associados entre adolescentes escolarizados seleccionados na cidade de Arba Minch, no sul da Etiópia.

1.8. Objetivo específico

⅛- Determinar a magnitude do excesso de peso/obesidade.

⅛- Avaliar a magnitude do baixo peso.

⅛- Identificar os factores associados ao excesso de peso/obesidade e ao baixo peso.

MATERIAIS E MÉTODOS
1.9. Área e período de estudo

O estudo foi efectuado na cidade de Arba Minch, que é a capital da zona de Gamo Gofa e da wereda de Arba Minch Zuria, na Região das Nações, Nacionalidades e Povos do Sul (SNNPR).

Arba Minch fica a cerca de 430 km a sul de Adis Abeba, a uma altitude de 1285 metros acima do nível do mar e tem uma área total de 12.581,4 km2 (Figura 2). As áreas de planalto e de planície da zona são caracterizadas por uma precipitação média anual de 1166 mm e 900 mm, respetivamente. De acordo com o Censo de 2007, a cidade tem uma população total de 74 879 habitantes(33). Na cidade de Arba Minch havia nove escolas secundárias (5 governamentais e 4 privadas) com um número total de 6303 alunos na altura do estudo. O estudo foi realizado de março de 2015 a abril de 2015.

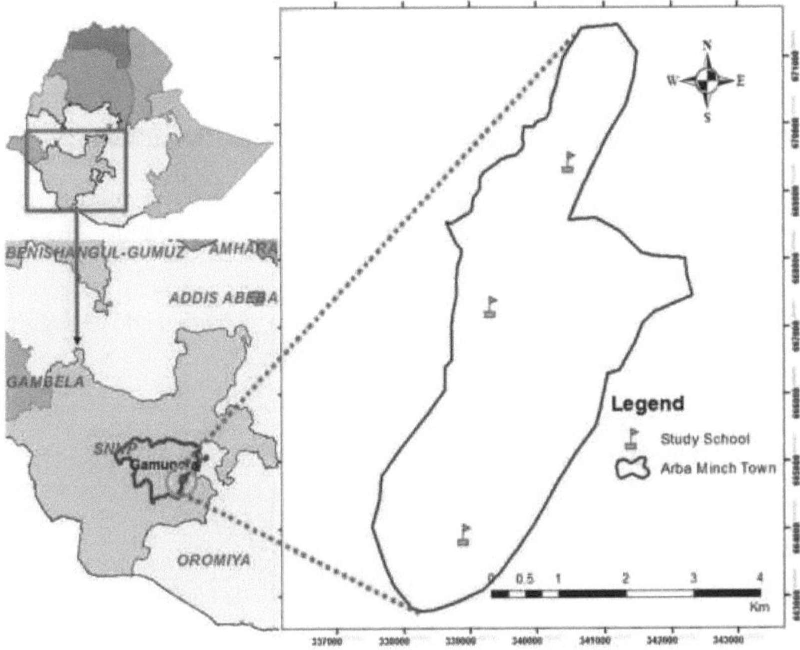

Figura 2: Mapa das escolas secundárias seleccionadas na cidade de Arba Minch, março de 2015.

1.10. Conceção do estudo

Um estudo transversal de base escolar.

1.11. População de origem

Todos os adolescentes das escolas secundárias da cidade de Arba Minch

1.12. População do estudo

Adolescentes escolares de escolas secundárias seleccionadas

1.13. Critérios de inclusão e exclusão

1.13.1. Critérios de inclusão

Estudantes regulares (9º e 10º anos) com residência permanente e que estavam presentes no dia do inquérito

1.13.2. Critérios de exclusão

Foram excluídos os alunos com idade superior à adolescência e com deficiência física evidente.

1.14. Determinação da dimensão da amostra e técnica de amostragem

1.14.1. Determinação da dimensão da amostra

A dimensão da amostra foi calculada para cada objetivo específico através do software Epi Info versão 7

Para os objectivos 1 e 2: determinar a prevalência de excesso de peso/obesidade e de peso insuficiente

Foi utilizada a fórmula de proporção única, $n = \underline{Z^2\ p\ (1\text{-}p)},$ considerando os seguintes parâmetros (Quadro 1).

d^2

Z= 1,96 com um intervalo de confiança de 95%

d= margem de erro

P = Proporção de pessoas com peso inferior ao normal

n=total da amostra antes de adicionar antes de 10% de taxa de não resposta

Quadro 1: Cálculo da dimensão da amostra para o primeiro e segundo objectivos específicos.

Objetivo específico	Pressuposto					
	P	Z	d	n	ntotal*	referência
Objetivo 1	0.15	1.96	0.04	306	337	(20)
Objetivo 2	0.201	1.96	0.04	385	423	(32)

*Dimensão total da amostra após adição de 10% de taxa de não resposta.

Para o objetivo específico três: Foi utilizada a dimensão da amostra para a proporção de duas populações

O tamanho da amostra para o último objetivo específico (identificar factores associados à subnutrição entre adolescentes na cidade de Arba Minch) foi calculado utilizando diferentes parâmetros, considerando a proporção de variáveis explicativas da subnutrição. Com base no estudo do comportamento sedentário e do índice de riqueza da cidade de Hawassa, foram consideradas duas variáveis explicativas da malnutrição (20) e a dimensão da amostra respectiva para cada variável explicativa foi calculada utilizando a fórmula para comparações de proporções apresentada abaixo,

$$n1 = \frac{\{Z\alpha/2\sqrt{(1+1/r)p(1-p)} - Z\beta\sqrt{P_1(1-P1)+[P2(1-P2)]/r}\}^2}{P1-P2}$$

Em que, $z_{a/2}$ = a pontuação Z com um intervalo de confiança de 95 % (1,96)

p1=a proporção de excesso de nutrição entre os não expostos

p2= a proporção de sobrenutrição entre os expostos

r= rácio entre expostos e não expostos

n1=tamanho da amostra antes da adição da taxa de não resposta

Tabela 2: Determinação do tamanho da amostra utilizando factores determinantes relevantes com desnutrição entre adolescentes escolares de um estudo semelhante.

Factores relevantes	$Z\alpha/2$ De 1-B(potência)	Za/2 De 95% de certeza	P1	P2	Rácio	OU	Π1	ntotal
Comportamento sedentário	0.84	1.96	8.9	19	1:1	2.4	408	449
Índice socioeconómico	0.84	1.96	9.6	20.3	1:1	2.4	382	420

Onde, ntotal = dimensão total da amostra depois de acrescentada uma taxa de não resposta de 10%

Tendo em conta o efeito do desenho, a dimensão da amostra do segundo objetivo foi multiplicada por 1,5, obtendo-se uma dimensão final da amostra de n=634.

Uma vez que 634 correspondem a todos os pressupostos, foi considerada a dimensão final da amostra de trabalho para cumprir todos os objectivos.

1.14.2. Técnica/Procedimento de amostragem

Foi utilizado o método de amostragem estratificada em várias fases. Existem cinco escolas secundárias públicas e quatro escolas secundárias privadas na cidade. Para selecionar os participantes no estudo, as escolas foram primeiro estratificadas por propriedade como escolas públicas e privadas (9.º ano e 10.º ano). Foram seleccionadas aleatoriamente duas escolas de cada categoria e o número de amostras necessário para cada escola foi atribuído proporcionalmente ao número de alunos em cada escola e nível de ensino. Por último, o participante no estudo foi selecionado através de uma amostragem por conglomerados, utilizando uma secção de cada nível de ensino (Figura 3).

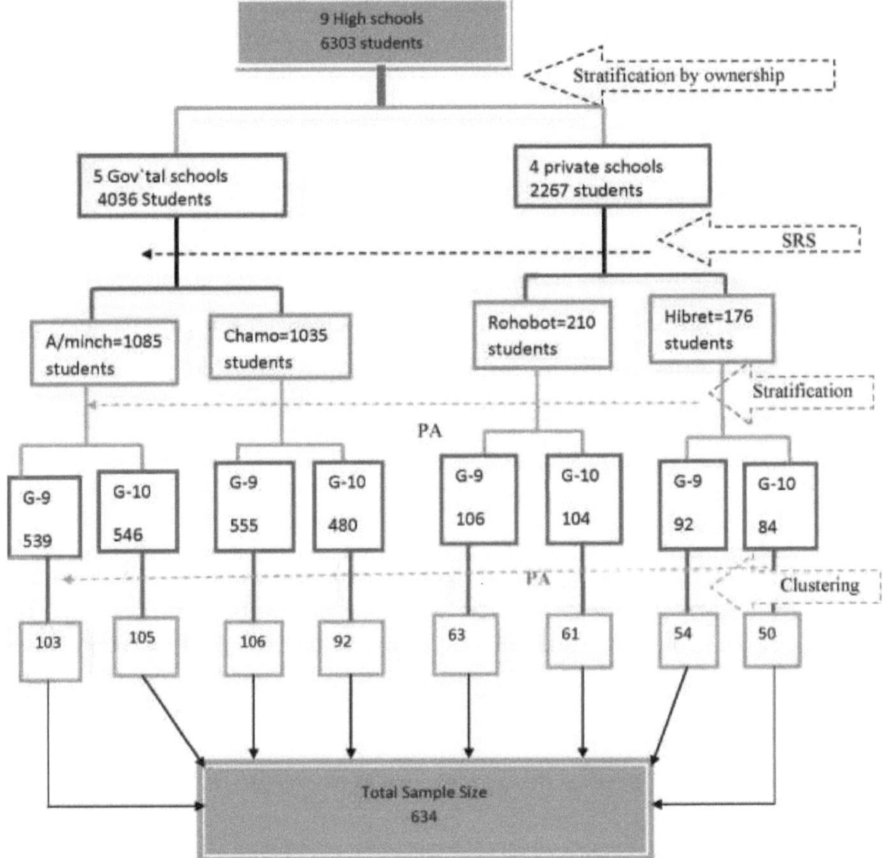

PA=alocação proporcional

Figura 3: Apresentação esquemática dos procedimentos e técnicas de amostragem em alunos do ensino secundário de Arba Minch, março de 2015.

1.15. Procedimentos de recolha de dados

1.15.1. Questionários

Foram utilizados questionários estruturados para recolher os dados. Os questionários foram adaptados do Guia de Análise do Questionário Global de Atividade Física (GPAQ) (34) e do instrumento de passos da OMS para a vigilância do risco de doenças crónicas (35). Os questionários foram desenvolvidos em inglês e depois traduzidos para amárico, tendo sido feita uma revisão para garantir a consistência da tradução da língua. O pré-teste e a demonstração do instrumento foram efectuados em 5% da amostra da cidade vizinha de Arba Minch, na escola secundária Merab Abaya. Além disso, os supervisores efectuaram um controlo e um acompanhamento diários. O questionário foi utilizado para obter informação de base sobre as características sociodemográficas dos adolescentes e dos seus pais, a insegurança alimentar e os padrões de atividade física dos participantes.

Neste estudo, a insegurança alimentar do agregado familiar foi avaliada utilizando a escala de acesso à insegurança alimentar do agregado familiar (HFIAS) desenvolvida pela Assistência Técnica Alimentar e Nutricional (36).

1.15.2. Medidas antropométricas

O peso foi medido numa balança digital com uma aproximação de 0,1 kg, sem sapatos e com o mínimo de roupa.

A altura foi medida com um estadiómetro portátil com uma aproximação de 0,1 cm. Os participantes no estudo colocaram-se de pé, descalços, com os calcanhares juntos e as nádegas e as costas a tocar na régua de medição. Foram efectuadas medições individuais em cada caso.

O perímetro da cintura foi medido com uma precisão de 0,1 cm com uma fita métrica padrão não elástica. A medição foi efectuada paralelamente ao chão, ao nível do umbigo, com os participantes no estudo a não usarem roupa ou a usarem apenas roupa leve à volta da zona da cintura após a expiração.

O perímetro da anca foi medido como perímetro intertrocantérico em pé, de acordo com as directrizes da OMS. O perímetro da anca (cm) foi medido no ponto mais largo à volta do trocânter maior.

O rácio cintura/quadril (RCQ) foi calculado dividindo o tamanho da cintura pelo tamanho da anca.

O índice de massa corporal (IMC) para a idade foi calculado utilizando o software Anthroplus versão 1.0.4.

A medição foi efectuada num local privado por um entrevistador do mesmo sexo.

Três mulheres e três homens com licenciatura em saúde pública e dois supervisores com mestrado em saúde pública foram recrutados para recolher dados e supervisionar o processo de recolha de dados.

1.16. Variáveis do estudo

1.16.1. Variável dependente: Estado nutricional medido pelo IMC para a idade

1.16.2. Variáveis independentes:

Variáveis sócio-demográficas

J Sexo

J Idade

J Nível de ensino

J Religião

J Índice de riqueza

Residência J

J Educação parental

J Dimensão da família

J atividade profissional dos pais

J propriedade da escola

Insegurança alimentar

Acesso J

Atividade física e comportamento sedentário

J Atividade no trabalho

J Deslocações de e para os locais

J Actividades recreativas

J Tempo passado sentado num dia normal

1.17. Definições operacionais (referência de crescimento da OMS 2007)

1. Abaixo do peso: BAZ < -2SD

2. Peso normal: BAZ entre -2SD e +1SD

3. Excesso de peso: BAZ entre +1SD e +2SD

4. Obesidade: BAZ > +2SD

5. Um rácio cintura-quadril igual ou superior a 0,85 para as mulheres e igual ou superior a 0,90 para os homens representa um risco acrescido de doenças cardíacas e outras doenças relacionadas com o excesso de peso.

6. Para os homens, um rácio cintura-quadril inferior a 0,90 e, para as mulheres, inferior a 0,85 é considerado de baixo risco.

7. A insegurança alimentar foi avaliada pela pontuação HFIAS como segura (0-1), insegurança alimentar ligeira (2-8), insegurança alimentar moderada (9-15) e insegurança alimentar grave (16-27).

1.18. Procedimentos de análise de dados

Para o primeiro e o segundo objectivos, a frequência, a prevalência da desnutrição baseou-se no IMC para a idade e nos pontos de corte utilizando a referência de crescimento da OMS de 2007. A média e o desvio padrão (DP) foram calculados para descrever a população da amostra em relação às variáveis relevantes. Para o terceiro objetivo, procedeu-se à tabulação cruzada e à análise bivariada para explorar a associação entre as variáveis independentes e as variáveis de resultado, utilizando o rácio de probabilidades brutas com um IC de 95%. Por último, procedeu-se à análise de regressão logística multinomial para determinar os factores associados à desnutrição, uma vez que a variável de resultado tem mais de duas variáveis categóricas. Consequentemente, foram estimados os rácios de probabilidades ajustados (AOR) com IC de 95%. Todas as variáveis na análise bivariada foram levadas para o modelo de regressão logística multinomial. A referência de crescimento da OMS 2007 foi utilizada como referência padrão para a classificação do estado nutricional dos adolescentes, utilizando o software WHO Anthroplus versão 1.0.4. Todas as análises estatísticas foram efectuadas com recurso ao programa SPSS versão 21. A significância estatística foi considerada como um valor de p < 0,05. A análise de componentes principais foi efectuada para determinar o índice de riqueza em cinco categorias.

1.19. Gestão da qualidade dos dados

Para manter a qualidade dos dados, foram dados dois dias de formação aos responsáveis pela recolha de dados sobre o objetivo do estudo, os procedimentos de medição e as questões éticas antes do pré-teste e foi dado mais um dia de formação com a versão final do questionário antes do início da recolha de dados propriamente dita. Os dados recolhidos foram verificados quanto à sua exaustividade e consistência pelos supervisores e pelo investigador. Para testar a exatidão, as balanças foram verificadas colocando-lhes objectos de peso conhecido após cada 10 medições. As balanças foram regularmente verificadas e ajustadas a zero após cada medição. Entretanto, os dados recolhidos foram introduzidos em modelos preparados pelo investigador no Epi Info versão 7. 10% do conjunto de dados foi introduzido duas vezes, e os valores em falta e os valores atípicos foram verificados utilizando o SPSS para verificar a exatidão dos dados introduzidos.

1.20. Considerações éticas

Foi obtida uma autorização ética e uma carta oficial do Comité de Investigação e Ética da Escola de Saúde Pública da AAU para o gabinete de educação de Arba Minch, e foi obtida autorização do gabinete de educação de Arba Minch. Depois de obter a autorização da escola para participar no estudo, foi obtido o consentimento da família das crianças através do diretor da escola para os participantes com menos de 18 anos de idade e foi obtido o consentimento verbal para os adolescentes com idade igual ou superior a 18 anos. A privacidade dos alunos durante a entrevista e a medição antropométrica foi mantida através da realização da mesma num local privado com um entrevistador do mesmo sexo. Foram informados de que não havia qualquer incentivo ou prejuízo para a sua participação neste estudo. Finalmente, os dados obtidos foram mantidos confidenciais, não escrevendo o nome do participante no questionário e durante a entrevista.

1.21. Divulgação dos resultados

O resultado final desta investigação será apresentado à comunidade da SPH AAU e divulgado na biblioteca escolar e nas respectivas escolas secundárias da cidade de Arba Minch. Por fim, será publicado em revistas de renome.

RESULTADOS

Um total de 600 participantes no estudo, de um total de 634, foram inscritos no sector público 372 (62%) e 228 (38%) no sector privado, com uma taxa de resposta de 94,6%.

1.22. Características sócio-demográficas

Do total de inquiridos, 276 (46%) eram do sexo masculino e 324 (54%) do sexo feminino. A idade média (± DP) dos inquiridos foi de 16,32 (± 1,45) anos, variando entre 14 e 19 anos.

A maioria dos participantes no estudo, 465 (77,5%), residia em zonas urbanas, 262 (43,7%) eram de religião protestante e 372 (62%) pertenciam à escola pública. Dos 600 participantes matriculados, 327 (54,5%) eram alunos do nono ano e 273 (45,5%) do décimo ano. O nível de escolaridade dos pais dos participantes revelou que 151 (25,2%) mães e 108 (18%) pais não tinham educação formal.

Mais de metade (55,2%) vivia numa família com mais de cinco pessoas. A principal ocupação dos pais era a administração pública 216 (36%) e 185 (30,8%) das mães eram donas de casa. Quanto ao quintil do índice de riqueza, 132 (22%) e 129 (21,5%) dos participantes no estudo pertenciam à segunda e à média categoria do índice socioeconómico, respetivamente (Quadro 3).

Quadro 3: Características sociodemográficas dos inquiridos na cidade de Arba Minch, Sul da Etiópia, março de 2015. n=600

variáveis		frequência	por cento
Residência	Urbano	465	77.5
	Rural	135	22.5
Tipo de escola	Governo	372	62
	Privado	228	38
	9	327	54.5
grau	10	273	45.5
Religião	Ortodoxo	246	41
	Protestante	262	43.7
	Muçulmano	58	9.7
	Outros	34	5.7
Tamanho da família	<=5	269	44.8
	>5	331	55.2
Nível de escolaridade das mães	Sem educação formal	151	25.2
	Primário	164	27.3
	Secundário	134	22.3
	Mais do que secundário	151	25.2
Estatuto académico dos pais	Sem educação formal	108	18
	Primário	150	25
	Secundário	156	26
	Mais do que secundário	186	31
Situação profissional das mães	Dona de casa	185	30.8
	Comerciante	176	29.3
	Funcionário público	170	28.3
	Trabalhador diário	14	2.3
	Trabalho privado	42	7
	Outros	13	2.2
Situação profissional dos pais	Agricultor	138	23
	Comerciante	108	18
	Funcionário público	216	36
	Trabalho privado	138	23
Índice de riqueza	Mais baixo	94	15.7
	Segundo	132	22
	Médio	129	21.5
	Quarto	126	21
	Mais alto	119	19.8

1.23. Magnitude da subnutrição

As magnitudes globais de peso normal foram de 69,2% (IC95%: 66,2%, 72,2%),
baixo peso 19,7% (IC95%: 16,5%, 23,2%) e sobrepeso e/ou obesidade 11,2%
(IC95%: 8,7%, 13,7%)

(Figura 4).

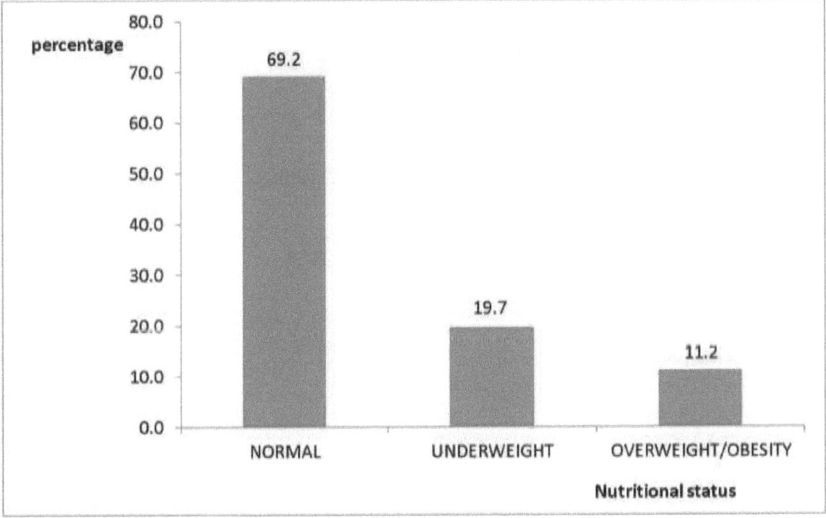

Figura 4: Magnitude da subnutrição dos inquiridos na cidade de Arba Minch, no sul
da Etiópia, março de 2015.

A RCQ de 34(5,6%) inquiridos estava na faixa de risco aumentado para doenças cardíacas e outras doenças relacionadas com o excesso de peso. O HAZ e o BAZ médios dos inquiridos eram -0,67(±1,4) e -0,18(±1), respetivamente. A magnitude do atraso no crescimento, de acordo com o valor de corte do ZAC de referência da OMS 2007, foi de 18% (IC95%: 15%, 21%). A diferença média de peso e altura não foi significativa entre as escolas públicas e privadas (P-value=0,08); mas a diferença média de BAZ, HAZ e CC entre as escolas públicas e privadas mostrou significância (Tabela 4).

Tabela 4: Média (±SD) dos parâmetros antropométricos por escolaridade dos inquiridos na cidade de Arba Minch, Sul da Etiópia, março de 2015

| parâmetro | Média(± DP) | | | |
	Escola pública (n=372)	Escola privada (n=228)	TOTAL	valor de p
Peso	55,8kg(±0,4)	52,2 kg(±0,5)	54.4(±8.5)	0.08
Altura	1.62m(±0.004)	1.59m(±0.005)	1.61(±0.08)	0.49
BAZ	1.38(±0.03)	1.48(±0.05)	-0.18(±1)	>0.0001
HAZ	-0.82(±0.07)	-0.43(±0.09)	-0.67(±1.4)	>0.0001
HAZ<-2	81(13.5%)	27(4.5%)	108(18%)	*
HAZ>-2	291(48.5%)	201(33.5%)	492(82%)	*
WC	67,8cm(±0,4)	63cm(±0,6)	65(±2.5)	>.0001
HC	80,4cm(±2)	82,1cm(±0,5)	81(±3.1)	>.001
WHR	0.78(±0.27)	0.80(±0.35)	0.79(±0.6)	0.48

m=metro, cm=centimetro, kg=quilo grama, HC=circunferência da anca, WC=circunferência da cintura
RCQ = rácio cintura/quadril
* indica a magnitude e a percentagem, não a média

1.24. Insegurança alimentar

As proporções de participantes que experimentaram cada uma das condições específicas que foram usadas para avaliar a insegurança alimentar neste estudo são dadas na Tabela 5. Mais de um quarto (25.9%) dos inquiridos (15.8%), às vezes (7.8%) e muitas vezes (2.3%) sentiram preocupação ou ansiedade sobre o fornecimento de alimentos, e 24% dos inquiridos relataram que um membro do agregado familiar teve que comer uma refeição mais pequena do que a que sentiam necessidade porque não havia comida suficiente nas últimas quatro semanas (tabela 5).

Quadro 5: Condições relacionadas com a insegurança alimentar no mês anterior ao inquérito aos inquiridos na cidade de Arba Minch, sul da Etiópia, março de 2015. n=600

Questão HFIAS	Frequência			
	Nunca(O)	Raramente(I)	Por vezes(2)	Frequentemente(3)
Preocupação com o abastecimento alimentar das famílias	444(74)	95(15.8)	47(7.8)	14(2.3)
Não poder comer os tipos de alimentos que preferia	472(78.7)	70(11.7)	36(6.0)	22(3.7)
Variedade limitada de alimentos devido à falta de recursos	460 (76.7)	81 (13.5)	33 (5.5)	26 (4.3)
Ter de comer alguns alimentos que não queria mesmo comer	446 (74.3)	91 (15.2)	42 (7.0)	21 (3.5)
Ter de comer uma refeição mais pequena do que a que considerava necessária	447 (74.5)	81 (13.5)	52 (8.7)	20 (3.3)
Ter de fazer menos refeições por dia	456 (76.0)	74 (12.3)	42 (7.0)	28 (4.7)
Nunca há comida para comer de qualquer tipo	474 (79.0)	64 (10.7)	43 (7.2)	19 (3.2)
Dormir à noite com fome porque não havia comida suficiente?	468 (78.0)	75 (12.5)	30 (5.0)	27 (4.5)
Passar um dia e uma noite inteiros sem comer nada	488 (81.3)	72 (12.0)	31 (5.2)	9 (1.5)

*Os números entre parêntesis indicam a percentagem
HFIAS=escala de acesso à insegurança alimentar das famílias
A média de HFIAS dos participantes com base na pontuação HFIAS foi de 3,29

(±5,344). Um total de 326 (54,3%) inquiridos teve uma pontuação de 0, indicando que nunca experimentaram qualquer forma de insegurança alimentar. De acordo com

as categorias de pontuação do HFIAS, a maioria dos 382 (63,7%) dos participantes

estavam em segurança alimentar e mais de um terço (36,3%) dos inquiridos

experimentou algum grau de insegurança alimentar no mês anterior ao inquérito

(Tabela 6).

Quadro 6: Magnitude das pontuações da escala de acesso à insegurança alimentar do
agregado familiar dos inquiridos na cidade de Arba Minch, sul da Etiópia, março de
2015

Categoria das pontuações HFIAS	Frequência	Percentagem
Segurança alimentar(0-1)	382	63.7
Insegurança alimentar ligeira (2-8)	107	17.8
Insegurança alimentar moderada(9-15)	78	13
Insegurança alimentar grave (16-27)	33	5.5

HFIAS=escala de acesso à insegurança alimentar do agregado familiar

1.25. Atividade física e comportamento sedentário

A atividade física relacionada com o trabalho, a atividade desportiva e o comportamento sedentário dos participantes no estudo estão indicados na Tabela 6. Tal como indicado na tabela, 195 (32,5%) realizavam actividades de intensidade moderada e 98 (16,3%) realizavam actividades de intensidade vigorosa pelo menos uma vez por semana, de forma contínua, durante pelo menos 10 minutos.

A atividade física dos participantes relacionada com a deslocação de um local para outro mostrou que 77 (12,8%) deles costumavam caminhar ou andar de bicicleta menos de 10 minutos continuamente em qualquer um dos dias da semana e 181 (30,2%) participantes costumavam caminhar ou andar de bicicleta 5-7 dias por semana continuamente sem interrupção durante 10 minutos ou mais.

O resultado do exercício físico relacionado com o desporto mostrou que 120 (20%) dos participantes não praticavam actividades de intensidade moderada ou vigorosa ao longo da semana, ao passo que 291 (48,5%) e 189 (31,5%) praticavam actividades desportivas de intensidade moderada e vigorosa, respetivamente, sem interrupção durante 10 minutos ou mais, pelo menos um dia por semana.

A duração da atividade sedentária realizada ou o tempo passado sentado num dia típico foi de 9 horas ou menos entre 448 (74,7%) inquiridos e superior a 9 horas entre 152 (25,3%) dos participantes.

Tabela 7: Nível de atividade física e comportamento sedentário dos inquiridos na cidade de Arba Minch, Sul da Etiópia, março de 2015. n=600

Variáveis		Frequência	Percentagem (%)
Atividade física relacionada com o trabalho			
(A trabalhar para além de Aprendizagem)	Sem trabalho	307	51.2
	Trabalho de atividade de intensidade moderada durante pelo menos 10 minutos	195	32.5
	Trabalho de atividade de intensidade vigorosa durante pelo menos 10 minutos	98	16.3
Atividade física relacionada com a deslocação de um local para outro			
(Número de dias de caminhada ou ciclismo por semana, pelo menos durante 10 minutos contínuos)	Não andar	77	12.8
	1-2	185	30.8
	3-4	157	26.2
	5-7	181	30.2
Atividade física relacionada com o desporto ou a recreação			
(Atividade desportiva de intensidade vigorosa ou moderada, pelo menos durante 10 minutos)	Não	120	20.0
	Moderado	291	48.5
	Vigoroso	189	31.5
Comportamento sedentário			
(Tempo passado sentado por dia)	<=9hrs	448	74.7
	>9 horas	152	25.3

Hrs=horas

1.26.Factores associados à malnutrição
1.26.1.Factores sócio-demográficos

As associações entre os factores sócio-demográficos dos adolescentes e o baixo peso estão indicadas na Tabela 8 e no anexo 5a. Como se pode ver, ser do sexo masculino tem 1,7 vezes mais probabilidades de ter peso a menos do que as raparigas [COR=1,7; IC95%=1,2 a 2,6]. Os inquiridos de uma família com 5 ou menos elementos têm 74% menos probabilidades de ter peso a menos do que os de uma família com mais de 5 elementos [COR=0,26; IC95%= 0,16 a 0,43]. O nível de escolaridade dos pais, a situação profissional do pai e o índice de riqueza também foram significativamente associados ao baixo peso.

A probabilidade de ter peso a menos era maior entre os inquiridos cujo nível de escolaridade do pai era sem educação formal [COR=13; 95% CI=5,8 a 29], primário [COR=7,9; 95% CI= 3,5 a 17] e secundário [COR= 4,3; 95% CI= 1,8 a 9,9] em comparação com superior ao secundário. A educação da mãe também foi significativamente associada ao baixo peso. Os participantes cujas mães não tinham educação formal tinham cerca de 5 vezes [COR = 5,7; 95% CI = 2,9 a 11,2] e o ensino primário 2 vezes [COR = 2,4; 95% CI = 1,2 a 4,8] mais probabilidades de ter peso a menos do que as mães com educação superior ao secundário. Além disso, pertencer ao quintil mais baixo do índice de riqueza era 4 vezes [COR=3,9; IC 95%= 1,9-8] e o segundo era 3,5 vezes [COR=3,5; IC 95%= 1,7-7] mais suscetível de ter peso a menos. A ocupação paterna de comerciante [COR=0,2; IC 95%=0,1 a 0,5] e de funcionário público [COR=0,5; IC 95%= 0,3 a 0,9] foi negativa e significativamente associada ao baixo peso.

Após o controlo do efeito de outras variáveis, apenas o estatuto educativo e profissional do pai, a dimensão da família e o índice de riqueza permaneceram significativos. As probabilidades de ter peso a menos entre os participantes cujos pais não tinham educação formal eram 12 vezes [AOR=12; 95% CI=4 a 34], primário 6,8 vezes [AOR=6,8; 95% CI= 2,5 a 18] e ensino secundário 4 vezes [AOR=4; 95% CI= 1,4 a 10,6)] mais elevadas em comparação com aqueles cujo nível de educação era superior ao secundário. Os inquiridos cuja família tinha uma dimensão igual ou inferior a 5 pessoas tinham 80% menos probabilidades de ter peso a menos [AOR=0,2; IC 95%= 0,12 a 0,4] do que aqueles cuja família tinha uma dimensão superior a 5 pessoas. Os participantes cuja profissão do pai era comerciante tinham 75% menos probabilidades de ter peso a menos do que os que trabalhavam no sector privado [AOR=0,25; IC95%=0,09 a 0,6]. O quintil do índice de riqueza mais baixo [AOR=9,4; IC95%=3 a 29] e o segundo [AOR=5; IC95%=1,8 a 14,9] foram positivamente associados ao baixo peso em comparação com os seus homólogos do quintil de riqueza mais elevado.

Quadro 8: Associação de factores sociodemográficos associados ao peso insuficiente entre os inquiridos na cidade de Arba Minch, no sul da Etiópia, em março de 2015. n=533

Variáveis sócio-demográficas	Estado nutricional		PROPORÇÃO DE PROBABILIDADES	
	Baixo peso	Normal	COR(IC95%)	AOR(IC95%)
Sexo				
Masculino	66	174	1.7(1.2,2.6)*	1.59(0.9,2.7)
Feminino	52	241	1	1
Tamanho da família				
≤5	24	203	0.26(0.16,0.43*	0.2(0.1, 0.4)*
>5	94	212	1	1
Nível de escolaridade das mães				
Sem educação formal	53	82	5.7(2.9,11.2)*	1.8(0.7,4.6)
Primário	32	118	2.4(1.2,4.8)*	1.1(o.4,2.6)
Secundário	20	99	1.8(0.8,3.8)	1.3(0.5,3.1)
Mais do que secundário	13	116	1	1
Nível de escolaridade dos pais				
Sem educação formal	44	62	13(5.8,29)*	12(4, 34)*
Primário	41	96	7.9(3.5,17)*	6.8(2.5, 18)*
Secundário	25	108	4.3(1.8,9.9)*	4(1.5, 10.9)*
Mais do que secundário	8	149	1	1
Situação profissional dos pais				
Agricultor	30	96	0.6(0.3,1.2)	1.1(0.3,3.7)
Comerciante	9	82	0.2(0.1,0.5)*	0.25(0.1,0.6)*
Funcionário público	41	154	0.5(0.3,0.9)*	0.67(0.3,1.3)
Trabalho privado	38	83	1	1
Índice de riqueza				
Mais baixo	32	57	3.9(1.9, 8)*	9.7(3, 30)*
Segundo	41	81	3.5(1.7, 7)*	5.5(1.9,15.7)*
Médio	14	99	0.9(o.4,2.2)	1.9(0.6, 6.4)
Quarto	18	87	1.4(0.6, 3)	2.7(0.9, 7.8)
Mais alto	13	91	1	1

A categoria de referência é: peso normal, *=significativo com um valor de P<0,05,

COR=Razão de probabilidades bruta, AOR=Razão de probabilidades ajustada,

IC=Intervalo de confiança

As associações entre os factores sócio-demográficos dos inquiridos e o excesso de peso e/ou obesidade estão indicadas na Tabela 9 e no Anexo 5b. O tamanho da família, o tipo de escola e o nível de escolaridade foram significativamente associados ao excesso de peso e/ou à obesidade.

Os inquiridos das escolas públicas tinham 60% menos probabilidades de ter excesso de peso/obesidade do que os das escolas privadas [COR=0,4; IC95%=0,2 a 0,7]. A probabilidade de ter excesso de peso/obesidade é duas vezes maior nos alunos do 9º ano do que nos do 10º ano [COR=2; IC 95%=1,1, 3,6]. Os participantes de famílias de tamanho igual ou inferior a 5 tinham 1,7 vezes mais probabilidades de ter excesso de peso do que os de famílias de tamanho superior a 5[COR=1,7; IC95%=1,03 a 2,9].

Após o controlo de outros factores de confusão, a dimensão da família, o quintil do índice de riqueza mais baixo, segundo e médio, o nível de escolaridade do pai sem educação formal, a ocupação da mãe como dona de casa e o facto de ser estudante do 9º ano permaneceram significativamente associados ao excesso de peso e/ou obesidade (Tabela 9).

Os inquiridos cuja dimensão familiar era de cinco ou menos pessoas tinham 2,6 vezes mais probabilidades de ter excesso de peso e/ou obesidade do que aqueles cuja dimensão familiar era superior a 5 pessoas [AOR=2,6; IC95%=1,3 a 5,5].

A probabilidade de ter excesso de peso e/ou obesidade entre os participantes cujos pais não tinham educação formal foi 80% vezes menor [AOR=0,2; IC 95%=0,03 a 0,9] em comparação com aqueles cujo nível de educação era superior ao secundário; e a probabilidade de ter excesso de peso e/ou obesidade entre os participantes cujas mães eram donas de casa foi 90% menor [AOR=0,1; IC 95%=0,01 a 0,8] em comparação com aqueles cuja ocupação era uma ONG. O quintil do índice de riqueza mais baixo [AOR=0,2; IC95%=0,03 a 0,7], o segundo [AOR= 0,23; IC95%=0,1 a 0,8] e o médio [AOR= 0,21; IC95%=0,1 a 0,7] foram negativamente associados ao excesso de peso e/ou à obesidade em comparação com os seus homólogos do quintil de riqueza mais elevado.

Quadro 9: Associação dos factores sociodemográficos ao excesso de peso/obesidade dos inquiridos na cidade de Arba Minch, Sul da Etiópia, março de 2015. n=482

Variáveis sócio-demográficas	Estado nutricional		PROPORÇÃO DE PROBABILIDADES	
	Excesso de peso&/obesidade	Normal	COR(IC95%)	AOR(IC95%)
Tipo de escola				
Governo	29	259	0.4(0.2,0.7)*	0.5(0.2,1.2)
Privado	38	156	1	1
Grau				
9	47	221	2(1.1,3.6)*	2(1.01,4.1)*
10	20	194	1	1
Tamanho da família				
≤5	42	203	1.7(1.03,2.9)*	2.6(1.3,5.5)*
>5	25	212	1	1
Nível de escolaridade dos pais				
Sem educação formal	2	62	0.16(0.03,0.7)	0.2(0.03,0.9)*
Primário	13	96	0.6(0.3,1.4)	0.6(0.2,1.6)
Secundário	23	108	1.1(0.6,2)	1.06(0.4,2.4)
Mais do que secundário	29	149	1	1
Situação profissional das mães				
Dona de casa	11	131	0.3(0.07,1.9)	0.1(0.01,0.8)*
Comerciante	27	117	1.03(0.2,5)	0.2(0.02,2.1)
Funcionário público	15	124	0.5(0.1,2.7)	0.17(0.01,1.5)
Trabalhador diário	2	8	1.12(0.12,9.9)	0.3(0.01,5.7)
Trabalho privado	10	26	1.7(0.3,9.4)	0.3(0.02, 3)
ONG	2	9	1	1
Quintil do índice de riqueza				
Mais baixo	5	57	0.5(0.18,1.5)	0.2(0.03,0.7)*
Segundo	10	81	0.7(0.3,1.7)	0.23(0.1,0.8)*
Médio	16	99	0.9(0.4, 2)	0.21(0.1, 0.7)*
Quarto	21	87	1.4(0.7, 3)	0.5(0.18, 1.8)
Mais alto	15	91	1	1

A categoria de referência é: peso normal, *=significativo com um valor de P<0,05,

COR=Razão de probabilidades bruta, AOR=Razão de probabilidades ajustada,

ONG=organização não governamental

1.26.2. Insegurança alimentar

Os participantes do estudo que pertenciam a agregados familiares com segurança alimentar nas últimas quatro semanas tinham 65% menos probabilidades de ter peso a menos do que os que pertenciam a agregados familiares com insegurança alimentar grave [COR=0,35; IC95%=0,16 a 0,79], como se mostra na Tabela 10. A insegurança alimentar do agregado familiar, ou seja, estar em segurança alimentar, manteve-se negativamente associada ao baixo peso [AOR=0,3; IC95%=0,1 a 0,9] depois de todas as outras variáveis terem sido controladas por regressão logística multinomial.

Quadro 10: Associação das pontuações da escala de acesso à insegurança alimentar com o peso a menos e o peso a mais dos inquiridos na cidade de Arba Minch, sul da Etiópia, março de 2015. n=533

HFIAS		Estado nutricional		PROPORÇÃO DE PROBABILIDADES	
		baixo peso	normal	COR(IC95%)	AOR(IC95%)
(Escala de acesso à insegurança alimentar do agregado familiar)	Segurança alimentar	59	270	0.35(0.16,0.79)*	0.3(0.1, 0.9)*
	Insegurança alimentar ligeira	30	70	0.7(0.29,1.6)	0.6(0.2, 2)
	Insegurança alimentar moderada	18	57	0.51(0.2,1.2)	0.9(0.3, 3)
	Insegurança alimentar grave	11	18	1	1
HFIAS		Excesso de peso/obesidade	normal	COR(IC95%)	AOR(IC95%)
(Escala de acesso à insegurança alimentar do agregado familiar)	Segurança alimentar	53	270	0.8(0.2,2.7)	2(0.3,12)
	Insegurança alimentar ligeira	7	70	0.4(0.1,1.7)	0.8(0.12,5.7)
	Insegurança alimentar moderada	3	57	0.2(0.04,1.1)	0.5(0.05,4.7)
	Insegurança alimentar grave	4	18	1	1

A categoria de referência é: peso normal, *=significativo com um valor de P<0,05
COR=Razão de probabilidades bruta, AOR=Razão de probabilidades ajustada,
HFIAS=escala de acesso à insegurança alimentar do agregado familiar

1.26.3. Atividade física e comportamento sedentário

O número de dias de caminhada ou ciclismo por semana, pelo menos por 10 minutos contínuos, foi significativamente associado ao baixo peso (Tabela 12). Após o ajuste para outras variáveis, nenhuma atividade desportiva de intensidade vigorosa ou moderada, pelo menos durante 10 minutos, tornou-se significativa [AOR=.0.4; IC95%= 0.2 a 0.97].

Tabela 11: Associação entre o nível de atividade física e o comportamento sedentário e a falta de peso dos inquiridos na cidade de Arba Minch, no sul da Etiópia, em março de 2015. n=533

Atividade física e comportamentos sedentários		SI nutricional estado		PROPORÇÃO DE PROBABILIDADES	
		baixo peso	Normal	COR(IC95%)	AOR(IC95%)
(A trabalhar para além de Aprendizagem)	Sem trabalho	57	214	1.1(0.6,2)	1.2(0.5, 2.8)
	moderado	44	132	1.3(0.7,2.5)	1.9(0.4, 2.4)
	vigoroso	17	69	1	1
(Número de dias de caminhada ou ciclismo por semana, pelo menos durante 10 minutos contínuos)	Não andar	11	39	3.4(1.7,7)*	1.1(0.3,2.9)
	1-2	36	135	2.1(1.1,3.8)*	1.11(0.5,2.1)
	3-4	37	105	2(1.1,3.5)*	1.5(0.8, 3)
	5-7	34	136	1	1
(Atividade de intensidade vigorosa ou moderada desporto, pelo menos durante 10 minutos)	Não	16	88	0.5(0.2,1.02)	0.4(0.2, 0.97)*
	Moderado	60	202	0.8(0.5,1.3)	0.6(0.3,1.08)
	Vigoroso	42	125	1	1
(Tempo passado sentado por dia)	≤9hr	96	322	1.2(0.7,2.1)	1.4(0.7, 2.6)
	>9 horas	22	93	1	1

A categoria de referência é: peso normal, *=significativo a um valor de P<0,05, COR=Razão de probabilidades bruta, AOR=Razão de probabilidades ajustada O número de dias de caminhada ou de bicicleta por semana, pelo menos durante 10 minutos contínuos, e o comportamento sedentário foram significativamente associados ao excesso de peso. Os inquiridos que passaram 9 horas ou menos sentados tinham 80% menos probabilidades de ter excesso de peso e/ou obesidade [COR=0,2; IC95%=0,1 a 0,4] em comparação com mais de 9 horas.

Todas as variáveis foram levadas para um modelo de regressão logística multinomial para apreciar os efeitos das variáveis independentes após a regressão logística multinomial bivariada ter sido efectuada para cada variável. A atividade sedentária mostrou uma associação estatisticamente significativa com o excesso de peso e/ou a obesidade dos inquiridos. Assim, a probabilidade de ter excesso de peso e/ou obesidade foi 79% mais baixa nos participantes que passavam 9 horas ou menos sentados do que naqueles que passavam mais de 9 horas por dia [AOR=0,21;95% CI=0,1 a 0,4)]. Os inquiridos que não tinham história de caminhar por semana pelo menos 10 minutos continuamente tinham 7 vezes mais probabilidades de ter excesso de peso e/ou obesidade do que aqueles que caminhavam 5-7 dias por semana [AOR=7,4; 95% CI=2,6 a 20] (Quadro 13).

Tabela 12: Associação do nível de atividade física e do comportamento sedentário com
Excesso de peso/obesidade entre os inquiridos na cidade de Arba Minch, sul da Etiópia, março de 2015 n=482

Atividade física e comportamentos sedentários		Estado nutricional		PROPORÇÃO DE PROBABILIDADES	
		Excesso de peso &/obesidade	Normal	COR(IC95%)	AOR(IC95%)
(A trabalhar para além de Aprendizagem)	Sem trabalho	36	214	0.9(0.4,1.9)	0.6(0.2,1.7)
	moderado	19	132	0.8(0.3,1.8)	0.8(0.3,2.3)
	vigoroso	12	69	1	1
(Número de dias de caminhada ou ciclismo por semana, pelo menos durante 10 minutos contínuos)	Não andar	27	39	8.5(3.8,18)*	7.4(2.6, 20)*
	1-2	14	135	1.2(0.5,2.9)	1.1(0.4, 2.8)
	3-4	15	105	1.7(0.7,4)	1.8(0.7, 4.6)
	5-7	11	136	1	1
(Intensidade vigorosa ou moderada desporto de atividade pelo menos durante 10 minutos)	Não	16	88	1(0.5, 2)	0.7(0.3, 1.8)
	Moderado	29	202	0.8(0.4,1.4)	0.5(0.2, 1.2)
	Vigoroso	22	125	1	1
(Tempo passado na sessã oper dia)	≤9hr	30	322	0.2(0.1,0.4)*	0.21(0.1, 0.4)*
	>9 horas	37	93	1	1

A categoria de referência é: peso normal, *=significativo com um valor de P<0,05,

COR=Razão de probabilidade bruta, AOR=Razão de probabilidade ajustada

DISCUSSÃO

A prevalência global de peso insuficiente e de excesso de peso/obesidade que coexistem em conjunto em estudantes do ensino secundário seleccionados da cidade de Arba Minch foi de 19,7% e 11,2%, respetivamente. Esta conclusão é mais ou menos consistente com um estudo realizado em diferentes países, incluindo um estudo iraniano que revelou 19,1% de peso insuficiente, 12,8% de excesso de peso e 3,4% de obesidade em média; um estudo nigeriano que documentou excesso de peso, obesidade e magreza entre crianças e adolescentes urbanos em idade escolar de 11,4%, 2,8% e 13,0%, respetivamente (14, 16). Do mesmo modo, o estudo efectuado entre adolescentes do ensino secundário em Adis Abeba revelou que a prevalência de excesso de peso e/ou obesidade era de 9,4%; e em Hawassa, no sul da Etiópia, a prevalência de excesso de peso e obesidade era de 12,9% e 2,7% (18, 20). Por outro lado, um estudo realizado em Gondar registou uma prevalência de excesso de peso e/ou obesidade de 5,9% (23), que é inferior à do presente estudo. Esta discrepância pode dever-se a diferenças socioeconómicas, a diferentes critérios de pontos de corte para a desnutrição utilizados no presente estudo e à altura do estudo (sazonalidade).

As probabilidades de ter peso a menos entre os adolescentes cujos pais não frequentavam o ensino formal, o ensino primário e o ensino secundário eram mais elevadas do que as dos que tinham um nível de ensino superior ao secundário, respetivamente, o que está de acordo com os resultados de um estudo anterior realizado na parte norte da Etiópia (21). No entanto, em comparação com Hawassa e Addis Ababa, os resultados são diferentes (17, 20). Esta diferença observada neste estudo pode ser explicada pelo facto de os pais terem melhor educação, com melhores oportunidades de emprego, o que leva a um rendimento mais elevado, resultando numa melhor oportunidade de disponibilidade de alimentos e de recursos para o agregado familiar. Para além disso, os pais instruídos tinham uma melhor consciência nutricional e cuidavam melhor das crianças.

Neste estudo, observou-se que os inquiridos cuja família tinha cinco ou menos pessoas tinham menos probabilidades de ter peso a menos e, ao mesmo tempo, mais probabilidades de ter excesso de peso e/ou obesidade do que aqueles cuja família tinha mais de cinco pessoas. Esta constatação é comparável ao estudo efectuado em Adis Abeba e entre os adolescentes do Estado de Osun, na Nigéria (18, 37), onde ambos documentaram a coexistência de peso a menos e de excesso de peso/obesidade.

Os alunos cuja profissão do pai era comerciante mostraram ter menos probabilidades de ter peso a menos do que os que trabalhavam no sector privado, o que está de acordo com o estudo realizado em crianças de escolas palestinianas e entre adolescentes de Kilosa, na Tanzânia (27, 32). Este facto pode ser atribuído a um melhor estatuto socioeconómico dos comerciantes. O quintil do índice de riqueza mais baixo e o segundo quintil foram positivamente associados ao peso a menos, enquanto os inquiridos que tinham segurança alimentar foram negativamente associados ao peso a menos no presente estudo, o que está de acordo com os estudos anteriores da Tanzânia e da Palestina.

A atividade sedentária mostrou uma associação estatisticamente significativa com o excesso de peso e/ou obesidade dos adolescentes. A probabilidade de ter excesso de peso e/ou obesidade era maior nos estudantes que passavam mais de 9 horas sentados do que nos que passavam 9 horas ou menos por dia. Os resultados de Hawassa , Addis Abeba e Ancara, na Turquia (18-20, 26), foram confirmados. Os inquiridos que não tinham historial de caminhar por semana pelo menos durante 10 minutos contínuos tinham maior probabilidade de ter excesso de peso e/ou obesidade do que os que caminhavam 5-7 dias por semana.

Neste estudo, o quintil do índice de riqueza mais baixo, segundo e médio, o nível de educação dos pais de nenhuma educação formal e a ocupação da mãe de dona de casa foram negativa e significativamente associados ao excesso de peso e/ou obesidade. Esta conclusão está de acordo com um estudo realizado na África do Sul (38), quando as ocupações dos pais foram comparadas com o excesso de peso/obesidade das crianças, os pais das crianças com menos excesso de peso/obesidade trabalhavam como trabalhadores domésticos/ donas de casa, enquanto os pais das crianças com mais excesso de peso/obesidade tinham ocupações profissionais/empresariais (rendimentos mais elevados) ou eram trabalhadores independentes no sector informal. Mas a descoberta não estava de acordo com um estudo feito na Coreia (39), onde um estatuto económico elevado era um fator de proteção para o excesso de peso. Esta discrepância observada neste estudo pode ser atribuída ao facto de os participantes provenientes de famílias com um estatuto económico mais elevado estarem expostos a alimentos ricos em gordura e de o aumento de peso poder ser considerado um sinal de saúde. Pelo contrário, os países desenvolvidos consideram o excesso de peso como uma doença e as famílias com baixo estatuto socioeconómico podem estar acessíveis a alimentos ricos em gordura.

Ser aluno do 9º ano foi positiva e significativamente associado ao excesso de peso e/ou obesidade em comparação com o 10º ano. No entanto, os estudos de Hawassa (20) e Addis Ababa (18) não revelaram diferenças significativas entre os níveis de ensino. A diferença observada no presente estudo pode estar associada a uma maior sensibilização dos alunos do 10.º ano para o exercício físico do que do 9.º ano; e outra razão provável pode também ser atribuída ao facto de o surto de crescimento dos adolescentes ocorrer por vezes numa idade mais precoce, levando a um aumento da adiposidade.

Os inquiridos que não praticavam desporto de intensidade vigorosa ou moderada durante pelo menos 10 minutos tinham 60% menos probabilidade de ter peso a menos [AOR=0,4; IC95%= 0,2 a 0,97]; e os inquiridos que não tinham história de caminhar por semana durante pelo menos 10 minutos continuamente tinham 7 vezes mais probabilidade de ter excesso de peso e/ou obesidade do que os que caminhavam 5-7 dias por semana [AOR=7,4; IC95%=2,6 a 20], tal como no estudo de Hawassa (20). Este resultado pode ser explicado pela diminuição do gasto energético neste grupo.

PONTOS FORTES E LIMITAÇÕES
1.27. CORRENTES

J Para além do peso e da altura, foram medidos o perímetro da cintura e o perímetro da anca, para avaliar a adiposidade central através da RCQ.

J Foi utilizado o método de análise de regressão avançada para reduzir o efeito do erro.

J Foi utilizado o quintil do índice de riqueza em vez do nível de rendimento.

J Amostra de grande dimensão

1.28. LIMITAÇÕES

Existem limitações como as variáveis que podem afetar a subnutrição, tais como o estado de peso dos pais, os conhecimentos nutricionais, a ingestão alimentar e o estado de doença dos participantes, que não foram abordados neste estudo. Uma vez que o estudo depende de auto-relato, pode haver desejabilidade social e viés de recordação por parte dos inquiridos. O estudo não foi isento das limitações do estudo transversal, como a identificação da relação temporal. Além disso, a variação sazonal da insegurança alimentar pode ser reconhecida como outra limitação do estudo.

CONCLUSÃO E RECOMENDAÇÃO
1.29. CONCLUSÃO

Este estudo revelou a coexistência de peso insuficiente e de excesso de peso e/ou obesidade entre os adolescentes que frequentam a escola. Este estudo também pode evidenciar a transição nutricional de países de rendimento baixo e médio, como a Etiópia.

A educação e o estatuto profissional dos pais, a dimensão da família, o índice de riqueza, a insegurança alimentar do agregado familiar, o número de dias de caminhada ou de bicicleta por semana, pelo menos durante 10 minutos contínuos, e os comportamentos sedentários foram alguns dos factores significativamente associados.

1.30. RECOMENDAÇÃO

J Com base nas conclusões, deve haver uma colaboração intersectorial entre os sectores da saúde e da educação para resolver os problemas de nutrição dos adolescentes, intervindo na educação relacionada com a nutrição e o planeamento familiar na escola e na comunidade.

J Os comportamentos de atividade física dos adolescentes que enfrentam o duplo fardo da desnutrição devem ser encorajados pelas escolas e centros de juventude.

J É necessário criar mecanismos de geração de rendimentos na comunidade.

J São necessários mais estudos e análises que investiguem os padrões de consumo alimentar para confirmar as tendências da transição nutricional.

REFERÊNCIAS

1. James WPT, Norum KR, Mitasiri S, Swaminathan MS, Tagwireyi J, Uauy R, et al. Ending Malnutrition by 2020: An Agenda for Change in the Millennium. Genebra: UN SCN, 2000.

2. Spear B. Adolescent growth and development. J Am Diet Assoc. 2002;102:23S-9S.

3. Thurnham D. Nutrition of Adolescent Girls in Low- and Middle-Income Countries (Nutrição de raparigas adolescentes em países de baixo e médio rendimento). sight and life. 2013:26.

4. Rogol A, Clark P, Roemmich J. Growth and pubertal development in children and adolescents: effects of diet and physical activity. Am J Clin Nutr 2003 (72):521S -8S.

5. OMS. Global health risks: mortality and burden of disease attributable to selected major risks. Genebra: Organização Mundial de Saúde. 2009.

6. Hazbun O, Azcona C, Martínez J, Martí A. Gestão do excesso de peso e da obesidade nos adolescentes: uma abordagem integral do estilo de vida. Actividad Dietética. 2009;13:153-60.

7. THE N, Suchindran C, North K, Popkin B, Gordon-Larsen P. Association of adolescent obesity with risk of severe obesity in adulthood JAMA. 2010;304:2042-7.

8. Kelishadi R. Childhood overweight, obesity, and the metabolic syndrome in developing countries (Sobrepeso infantil, obesidade e síndrome metabólica nos países em desenvolvimento). Epidemiol Rev 2007;29: 62-76.

9. Marie N, Tom F, Margaret R, Blake T, Nicholas G, Christopher M, et al. Prevalência global, regional e nacional de excesso de peso e obesidade em crianças e adultos durante 1980-2013: uma análise sistemática para o Global Burden of Disease Lancet. 2014;384:766-81.

10. Garenne M. Urbanisation and child health in resource poor settings with special reference to under-five mortality in Africa (Urbanização e saúde infantil em contextos de escassez de recursos, com especial referência à mortalidade de menores de cinco anos em África). Arch Dis Child. 2010;95:464-8.

11. Ziraba A, Fotso J, Ochako R. Excesso de peso e obesidade na África urbana: Um problema dos ricos ou dos pobres? BMC Saúde Pública. 2009; 9:465.

12. Doustmohammadian A, Dorostymotlagh AR, Keshavarz A, Sadrzadehyeganeh H, Mohammadpour-Ahrangani B. Socio-demographic factors associated with body mass index of female adolescent students in Semnan city, Iran. Malaysian Journal of Nutrition. 2009;15(1):27-35.

13. Wang Y, Monteiro C, Popkin BM. Trends of obesity and underweight in older children and adolescents in the United States, Brazil, China, and Russia. Am J Clin Nutr. 2002;75:971-7.

14. Motlagh ME, Kelishadi R, Amirkhani MA, Ziaoddini H, Dashti M, Aminaee T, et al. Duplo fardo das perturbações nutricionais em crianças iranianas: resultados de um inquérito de rastreio a nível nacional. Public Health Nutrition. 2010;14(4):605-10.

15. Caleyachetty R, Rudnicka AR, Echouffo-Tcheugui JB, Siegel KR, Richards N, al. e. Prevalência de excesso de peso, obesidade e magreza em crianças de 9-10 anos na Maurícia. Global Health . 2012; (8):28.

16. Ene-Obong H, Ibeanu V, Onuoha N, Ejekwu A. Prevalência de excesso de peso, obesidade e magreza entre crianças e adolescentes urbanos em idade escolar no sul da Nigéria. food and nutrition bulletin. 2012;33(4).

17. Alebachew Z. Prevalence of childhood and adolescent overweight and obesity among elementary school students in Addis Ababa (Prevalência de excesso de peso e obesidade na infância e adolescência entre alunos do ensino básico em Adis Abeba): Double burden of malnutrition in Ethiopia (Duplo fardo da desnutrição na Etiópia). Biblioteca digital da Universidade de Adis Abeba.http://hdl.handle.net/123456789/2063). 2009.

18. Alemu E, Atnafu A, Yitayal M, Yimam K. Prevalência de excesso de peso e/ou obesidade e factores associados entre adolescentes do ensino secundário na subcidade de Arada, Adis Abeba, Etiópia. Nutrition & Food Sciences. 2013;4(2).

19. Gebreyohannes Y, Shiferaw S, Demtsu B, Bugssa G. Estado nutricional dos adolescentes em escolas secundárias governamentais e privadas seleccionadas de Adis Abeba, Etiópia ijnfs. 2014;3(6):504-14.

20. Teshome T, Pragya S, Moges D. Prevalence and Associated Factors of Overweight

and Obesity Among High School Adolescents in Urban Communities of Hawassa, Southern Ethiopia (Prevalência e factores associados de excesso de peso e obesidade entre adolescentes do ensino secundário em comunidades urbanas de Hawassa, no sul da Etiópia). Investigação atual em nutrição e ciência alimentar. 2013;1(1):23-36.

21. Gebremariam H, Seid O, Assefa H. Avaliação do estado nutricional e factores associados entre adolescentes que frequentam a escola na cidade de Mekelle, Norte da Etiópia International Journal of Nutrition and Food Sciences. 2015;4(1):118-24.

22. Yibeltal T, Charles T, Uriyoan C. The Rising Overweight-obesity and Its SocioDemographic Correlates in Addis Ababa, Ethiopia, 2000-2011.

23. Berhe G, Endris M, Kisi T. Excesso de peso e obesidade e factores associados entre estudantes do ensino secundário na cidade de Gondar, Noroeste da Etiópia. J Obes Wt Loss Ther. 2013;3(2).

24. Thiam I, Samba K, Lwanga D. Diet-related Chronic Diseases and the Double Burden of Malnutrition in West Africa (Doenças Crónicas Relacionadas com a Alimentação e a Dupla Carga da Malnutrição na África Ocidental). East Afir MedJ. 2006.

25. Shrimpton R, Rokx C. The Double Burden of Malnutrition: A Review of Global Evidence. 2012.

26. Ercan S, Dallar Y, Serdar Onen S, Engiz O. Prevalência de Obesidade e Factores de Risco Associados entre Adolescentes em Ancara, Turquia. J Clin Res Pediatr En docrinol 2012;4(4):204-7.

27. Massad S, Holleran S, Gebre-Medhin M, Dary O, Obeidi M, Bordelois P, et al. Dupla carga de subnutrição e obesidade em crianças palestinianas em idade escolar: um estudo transversal. the lancet. 2012.

28. Rahmanian M, Kelishadi R, Qorbani M, Motlagh M, Gita Shafiee G, Aminaee T, et al. Dupla carga de peso corporal entre crianças e adolescentes iranianos em 2003 e 2010:. Arch Med Sci. 2014;10(1).

29. Keino S, Plasqui G, Ettyang G, Van den Borne B. Determinantes do atraso de crescimento e do excesso de peso entre crianças e adolescentes na África Subsariana

Revista Internacional de Medicina Preventiva. 2014;35(2).

30. Sichieri R, Siqueira K, Moura A. Obesidade e adiposidade abdominal associadas à desnutrição no início da vida em um inquérito no Rio de Janeiro. Int J Obes. 2000 (24):614-18.

31. Jafar TH, Qadri Z, Islam M, Hatcher J, Bhutta ZA, Chaturvedi N. Rise in childhood obesity with persistently high rates of undernutrition among urban school-aged IndoAsian children. BMJ. 2008;93:373-8.

32. Cordeiro L, Wilde P, Semu H, James Levinson F. A segurança alimentar do agregado familiar está inversamente associada à subnutrição entre adolescentes de Kilosa, Tanzânia. J Nutr. 2012;142:1741-7.

33. República Federal Democrática da Etiópia. Comissão do recenseamento da população e resultados do recenseamento da habitação da Etiópia. Addis Abeba. Etiópia: 2008.

34. OMS. Guia de análise do questionário global de atividade física (GPAQ). 2011.

35. OMS. Instrumento Steps da OMS para a vigilância do risco de doenças crónicas. 2012.

36. Coates J, Swindale A, Bilinsky P. Household Food Insecurity Access Scale (HFIAS) for Measurement of Food Access: Guia de Indicadores. Washington: USAID, 2007.

37. Motunrayo Funke O. Prevalência de peso a menos: A Matter of Concern among Adolescents in Osun State, Nigéria. Jornal de Nutrição do Paquistão 2008;7(3):503-8.

38. Kruger R, Kruger H, MacIntyre U. The determinants of overweight and obesity among 10- to 15-year-old schoolchildren in the North West Province, South Africa (Os factores determinantes do excesso de peso e da obesidade entre os alunos dos 10 aos 15 anos de idade na Província do Noroeste, África do Sul). Public Health Nutrition. 2006;9(3):351-8.

39. Jin-Won Noh J, Kim Y, Park J, Oh I, Dae Kwon Y. Impacto do estatuto socioeconómico dos pais no excesso de peso e na falta de peso na infância e adolescência na Coreia. J Epidemiol 2014;24(3):221-9.

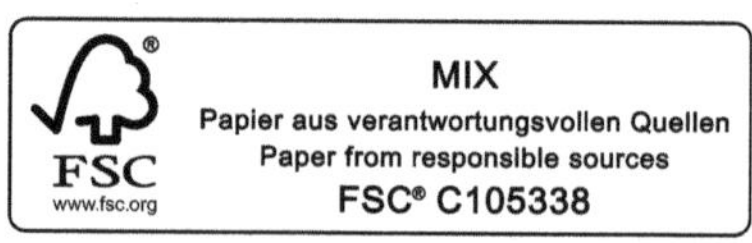

Printed by Books on Demand GmbH, Norderstedt / Germany